AF308733

DESCRIPTION

D'UN

NOUVEAU BANDAGE

PROPRE AUX DESCENTES,

Accompagnée de réfléxions intéressantes sur ceux qui sont déja connus, d'avis salutaires aux personnes attaquées de ces maladies, & d'une nouvelle machine propre à retenir les urines.

Par M. DE LAGENEVRIERE, anc. Chirurgien à l'Hôtel-Dieu de Paris, reçu au Collége de Chirurgie, expert pour les Descentes, rue & Parvis Notre-Dame.

Ce bandage nouveau ne gêne en aucune maniére ceux qui le portent, prête à tous les mouvemens du corps, malgré sa souplesse retient les Descentes les plus difficiles sans être sujet à se casser, & convient également à l'un & à l'autre sexe.

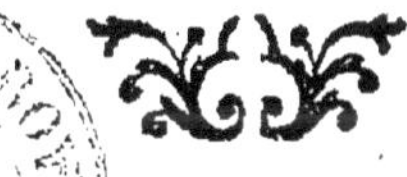

A PARIS,

De l'Imprimerie de CL. HERISSANT, rue neuve Notre-Dame.

M. DCC. LXVIII.

Avec Approbation & Privilége du Roi.

DESCRIPTION

D'UN
NOUVEAU BANDAGE

PROPRE AUX DESCENTES.

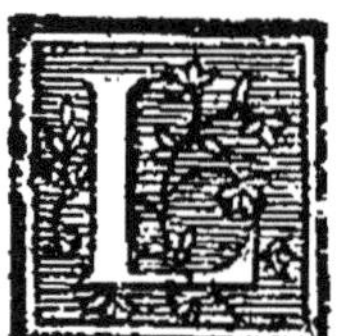A Defcente ou Hernie eft une des plus fréquentes & des plus fâcheufes maladies auxquelles l'humanité puiffe être fujette. Ce mal eft prefque auffi ancien que le monde ; on en voit des preuves dans l'hiftoire des premiers âges. Les arts, qui tiennent à nos befoins & à l'agrément même, ont depuis été portés à un très-haut point de perfection ; & il femble que l'on ait négligé, au moins pendant plufieurs fiécles, les moyens de foulager les perfonnes qui fe trouvent dans ce trifte état. Je ne prétends pas rechercher ici les caufes de cette indolen-

A ij

ce ; cet examen, plus curieux qu'utile, n'ajouteroit rien à nos connoissances, & ne feroit qu'aigrir nos maux sans les soulager. Animé d'un zèle plus sage & moins stérile, mon objet est de discuter sommairement quelques points relatifs à la perfection des bandages propres aux Hernies, de donner à ceux qui sont déja connus une perfection réelle, & d'en décrire quelques nouveaux, dont l'expérience m'a fait connoître les avantages dans certains cas particuliers.

Pour rendre cette dissertation plus intéressante, elle sera précédée de quelques avis salutaires aux Hernistes sur la conduite qu'ils doivent tenir dans les divers états où ils se trouvent. On se plaint, & avec assez de raison, que la plûpart des Auteurs tiennent un langage inintelligible aux personnes qui ne sont pas de l'art; c'est pour réparer autant qu'il est en moi ce défaut, que j'entreprends cet essai. Je supprimerai les termes qui ne présentent pas une idée claire au commun des Lecteurs; ou si j'en conserve quelques-uns, j'aurai le soin de

les expliquer, de maniére à ne laiffer ni équivoque, ni incertitude fur
leur véritable fignification.

On entend par le mot Défcentes
ou Hernies une éminence contre nature formée par le déplacement des
parties contenues, & le relâchement
des parties contenantes. Cette maladie peut fe manifefter indiftinctement
fur toute la fuperficie du ventre,
ainfi qu'aux aînes, au périnée, à
l'anus, aux parties naturelles des
femmes, &c.

Les boyaux ou l'épiploon qu'on
appelle vulgairement la coëffe, parce
qu'il recouvre les inteftins, peuvent
former enfemble ou féparément des
Défcentes dans les différens endroits
dont nous venons de parler. Il n'eft
pas de notre place de préfenter les
fignes caractériftiques de ces efpéces
de tumeurs. On fçait en général que
l'épiploon & l'inteftin peuvent fournir des Hernies dans le même endroit, qu'elles ont à peu près la même
forme extérieure & les mêmes fymp-
tômes. Je crois qu'il eft fuperflu de
pefer fur ces circonftances : ce qu'il eft

important que les malades n'ignorent pas, fe réduit à quelques points capitaux, dont nous ferons autant de fections pour mettre plus de clarté, d'ordre & de précifion dans ce que nous avons à dire.

DE LA REDUCTION.

ON ne guérira jamais une Defcente qu'on ne foit parvenu à faire rentrer le boyau ou les autres parties qui la forment : c'eft un fait avoué par la raifon & l'expérience, & il ne faut point être de l'art pour en fentir la néceffité. Quand les malades commencent à fe faire appliquer le bandage par une perfonne intelligente, ce principe eft ponctuellement fuivi. Mais n'eft il pas poffible que la Defcente retombe dans certaines circonftances, & cela même n'arrive-t-il pas affez fouvent ? Si l'on étoit obligé d'avoir recours aux gens de l'art toutes les fois que cet accident furvient, à peine y pourroit-on fuffire ; auffi les malades en pareil cas prennent le parti de faire rentrer eux-mêmes la tumeur, & ils ont pour la plûpart une méthode particuliére dont le succès est affez constant : mais ce succès est-il toujours salutaire ? Non, sans contre dit. C'est donc pour désabuser les malades des mauvaises manœuvres qu'ils employent, & rectifier ce qu'elles ont de vicieux, que je vais tracer quelques avis. La situation la plus avantageuse pour la réduction, doit être telle que les parties flottantes dans le bas ventre soient toujours le plus éloignées qu'il se pourra de l'ouverture qui donne issuë à la tumeur. Si la Descente se trouvoit à la partie supérieure du bas-ventre, il faudroit faire prendre au tronc un plan incliné depuis les épaules jusqu'en bas ; au lieu que si elle se présentoit à la partie inférieure, il faudroit faire tout le contraire, & replacer sur un lit, de maniére que le croupion fût plus élevé que le reste du tronc, dût-on pour cela mettre quelques coussins sous les fesses. La situation duëment prise facilite beaucoup la réduction. Pour peu qu'on veuille y réfléchir,

on fentira qu'il n'y a rien de plus
conforme à la nature que ce que je
propofe, & que l'on s'en écarte toutes
les fois qu'on fuit d'autres voies. Souvent même cette fituation opére feule
fa réduction ; c'eft ce dont les malades font tous les jours l'heureufe expérience , quand ils s'y font accou-
tumés de bonne heure : mais elle ne
fuffit cependant pas toujours ; alors
le fecours de la main devient néceffaire. J'oublie une petite obfervation
par rapport à la réduction. Elle confifte en ce que les malades rappro-
chent du ventre la cuiffe du côté malade, ce qui aide à détendre l'anneau
dans les Hernies de l'aine. Je ne fçau-
rois trop recommander cette attention qui eft fort importante au fuccès
de la réduction.

Refte maintenant à combattre un
ufage qu'ont les malades d'appliquer
la paume de la main fur la totalité
de la tumeur pour la faire rentrer
tout à coup. Cette manœuvre retarde
beaucoup leur guérifon, & l'éloigne
peut-être tout à fait en dilatant trop
confidérablement l'ouverture par la

maffe des parties qu'on force à rentrer. Il n'y a qu'à obferver la gradation du volume que prend la tumeur
pour fentir le défavantage & l'incon-
féquence de cette pratique. Comme
les parties ne fortent qu'en détail,
il eft à propos de leur faire fuivre la
même marche & la même gradation
dans leur retour ; c'eft ce qui s'exé-
cute avec fuccès en commençant toujours par la bafe de la tumeur qu'on
embraffe avec l'extrémité des doigts.
Quant à la direction des parties, elle
dépend de la forme de l'ouverture.
Dans l'Hernie de l'aine on les dirige
vers les hanches, & dans celles qui
arrivent au pli de la cuiffe, & qu'on
nomme pour cette raifon crurales, on
détermine les parties un peu obli-
quement vers les aines ; & enfin à
toutes celles du ventre, la détermi-
nation doit être perpendiculaire, lorfque le malade eft dans un plan ori-
zontal, avec cette feule différence que,
fi la hernie eft à gauche, le malade
fe couchera fur le côté droit, & en
raifon inverfe, fi elle eft du côté gauche. Les précautions que nous venons

de prescrire pour les Hernies de l'aine & les crurales relativement à la direction des parties, n'ont plus lieu quand les Descentes sont devenues très-volumineuses; parce qu'alors les ouvertures perdent leur obliquité & leur forme, & il devient indifférent comment on dirige les parties, pourvu qu'on les conduise jusqu'au bord de l'ouverture.

DE L'APPLICATION DU BANDAGE.

LES parties rendues à leur premier domicile doivent y être maintenues & fixées, si l'on ne veut les en voir déloger de nouveau. La main peut remplir momentanément cet objet; mais elle ne tardera pas à appeller l'art à son secours, c'est par le bandage ou brayer que l'on y suppléera. Nous discuterons, ci-après les avantages de ces machines, & la préférence respective qu'elles méritent dans certains cas. Ici je n'ai d'autre intention que d'établir les régles que doi-

vent fuivre les malades dans leur application. Il eſt bon de ſçavoir qu'il
ne faut jamais appliquer de bandages
ſur une Deſcente dont la réduction
n'a pas été préalablement faite. L'application du bandage demande la
même ſituation que la réduction : cette
régle eſt conſtante & invariable. Les
perſonnes qui appliquent leurs bandages étant debout , riſquent de
voir reſſortir les parties avant d'avoir
terminé l'application. Il ne ſuffit pas
de garder la ſituation que nous venons de preſcrire, il faut encore évi-
ter de ſe ſoulever, comme on le re-
commande ſi communément ſur la
tête & ſur les talons pour paſſer la
ceinture du bandage par derriére ;
car en ſe ſoulevant ainſi , on met le
ventre dans un état de tenſion , toujours inutile & ſouvent dangereux.
Ce ne ſeroit pas la premiére fois
qu'on auroit vu naître une nouvelle
Hernie de la contrainte de cette ſituation. Au reſte on ne voit pas l'utilité de cette tenſion : faut-il donc tant
d'eſpace pour donner paſſage à quelque choſe d'auſſi peu volumineux que

la ceinture d'un bandage ? Il n'eſt perſonne qui ſans effort & ſans riſ-que ne puiſſe courber aſſez l'épine ſans ſe ſoulever pour exécuter avec autant d'aiſance que de ſûreté cette opération, à laquelle on mettroit, comme on le voit, un appareil ſi dé-placé.

Une des plus importantes qualités du bandage eſt qu'il puiſſe s'adapter avec exactitude autour du corps, au-trement il ne fera jamais une com-preſſion exacte ſur l'ouverture, ou il bleſſera infailliblement le malade. Il n'eſt pas donné indiſtinctement à à tous les Artiſtes de remplir cette condition; elle demande de l'adreſſe & des principes qu'on ne peut ſup-poſer aux perſonnes dépourvues de lumiéres anatomiques, non plus qu'à ceux qui n'ont pas fait une étude par-ticuliére de la partie des Hernies. La grande pratique donne encore à cet égard des connoiſſances qu'on chercheroit inutilement dans les meil-leurs Auteurs, ſoit qu'ils ayent cru ces détails ſuperflus, ou qu'ils n'ayent pas jugé à propos de leur donner l'étenduë neceffaire ; car il ne faut pas diffimuler qu'un volume n'épuiferoit pas la matiére qui devient infinie par la forme des corps qui différent entre eux comme les vifages.

Le bandage roide peut être bien fait fans avoir à tous égards la forme convenable, après l'application, fi l'on s'apperçoit de quelques inégalités en paffant la main fur la ceinture, par exemple, s'il eft trop ouvert ou trop courbé, ce font autant de défauts que l'Artifte ou le malade lui-même peuvent réparer fur le champ. Dans le premier cas on empoigne le bandage près de la pelotte, & l'on fait à la face interne un point d'appui fur les deux pouces. Dans le fecond, on y remédie en appliquant les mains, de maniére que les doigts regardent la face interne & les pouces l'externe, pour faire le point d'appui contraire. Ces variations ne peuvent s'obtenir que des bandages roides ; car les bandages élaftiques n'offrent pas la même reffource. Il n'y a pas de milieu, fi dans le premier moment de leur application ils ne rempliſſent pas les indications requiſes , ils ne laiſſent d'autres alternatives que le changement ; parce que le moindre effort que l'on feroit pour lui donner plus ou moins de courbure , ne manqueroit pas de le caſſer.

L'application duëment faite , on ramene la corroie qui vient ſe fixer à un crochet rivé ſur la plaque. Dans les perſonnes maigres , une compreſſion trop forte de la part du bandage meurtriroit les parties , & rendroit ſon uſage auſſi incommode que dangereux ; ce ne feroit qu'ajouter à la ſomme des maux du malade déja rebuté des ſiens : c'eſt pour cette raiſon qu'il faut accoutumer le corps inſenſiblement , & par degrés à ſon impreſſion.

Les leçons que nous venons de donner aux perſonnes maigres , conviennent également à celles qui ont de l'embonpoint ; mais par une raiſon contraire , la graiſſe ne s'affaiſſe pas tout à fait ſous le cercle. C'eſt donc du temps qu'il faut attendre cet effet qui n'eſt jamais douloureux quand on l'obtient gradativement. Pour cet effet de temps à autre on avance la corroie d'un trou , fans quoi le bandage devient trop lâche , & n'offre plus de compreffion.

Il feroit à fouhaiter que les malades portaffent jour & nuit le même bandage : je ne dis pas feulement en attendant qu'il eût acquis une fituation conftante & invariable , mais encore pour fe mettre à l'abri d'une foule de maux qu'on ne doit qu'à cette négligence. La fécurité des Herniftes ne fera jamais plus grande que quand elle fera confiée au bandage de jour. Celui de nuit qu'on lui fait fuccéder eft quelquefois infidéle , & j'ofe dire même inutile. On en verra les raifons ci-après dans l'examen des bandages. Pendant le jour les malades éviteront les grands mouvemens qui pourroient déranger leurs bandages, autant comme la nature de leurs occupations le leur pourra permettre. L'éternuement violent, l'action de fe moucher , & plufieurs autres caufes de cette nature donnent une vive impulfion aux vifcéres,& détermineroient la tumeur à reparoître, ſi on n'avoit la précaution de porter la main pendant ce temps ſur la pelotte du bandage. La même attention n'eſt pas à négliger pour des perſonnes qui ont de grandes difficultés dans l'expulſion des excremens. Il eſt encore mieux de prévenir ces conſtipations habituelles ou paſſagéres par l'uſage modéré des lavemens, & ce n'eſt pas le ſeul avantage qui peut en réſulter. On empêche encore par là ces matiéres de ſéjourner & de produire des coliques fréquentes, quelquefois très-aigues & même mortelles. Ce ſont ſouvent ces efforts répétés qui ont fait naître les Hernies, comme ce ſont eux auſſi qui en aggravant les accidens les rendent mêmes incurables. En voilà, je penſe, ſuffiſamment pour rendre ſenſible la néceſſité des précautions que je viens de décrire.

La ſituation que l'on prend au lit n'eſt pas indifférente : c'eſt à elle que pluſieurs malades ont dû leur guériſon. Il me ſeroit facile d'en tranſmettre ici pluſieurs obſervations, ſi

l'avantage n'en étoit démontré par la
raison même. N'est-ce pas une chose
sensible à toutes personnes sensées,
qu'en changeant la pente, on change
aussi la direction des parties flottantes comme elles sont dans le bas-
ventre : elles se précipiteront toujours
vers l'endroit le plus déclive ; on les
accoutume par là à s'éloigner de l'ouverture qui leur donne issuë. Le péritoine moins abreuvé par la rosée
ventrale, produite de la transpiration
interne, conserve plus de force, l'ouverture prend plus de consistance, &
peut finir enfin par se rétrécir & se
consolider, comme j'en ai vu bien
des exemples. C'est ce qui prouve
évidemment qu'il ne faut négliger aucuns des moyens qui peuvent con-
duire à la guérison. Le plus foible
moyen, s'il n'opére pas seul, peut
concourir au moins très-utilement
avec tous les autres. Cette maladie est
assez fâcheuse pour ne rien épargner ;
je ne dis pas pour la guérison, mais
même pour éloigner ses accidens qui
font souvent formidables.

DU REGIME DES HERNISTES.

NOus ne parlons point ici des moyens curatifs de ces maladies, ce feroit nous éloigner de notre but, qui eft purement de donner aux malades le feul point de la curation qui les regarde, je veux dire le régime. Quant au refte il n'eft jamais mieux confié qu'aux gens de l'art, qui, connoiffant les caufes de la maladie, le tempéramment du malade : les divers états dans lefquels il fe trouve, modifient avec fageffe les remédes, & faififfent les indications les plus preffantes. Comme le malade a toujours fa part dans le fuccès de la cure, il eft néceffaire qu'il connoiffe fes devoirs : c'eft ce à quoi nous allons fatisfaire en peu de mots.

Prefque toutes les Defcentes ont pour caufes primitives les férofités trop abondantes qui abbreuvent & relâchent la texture du péritoine. Le régime le plus defficatif doit être le meilleur : rien par conféquent de plus

indiqué que l'abſtinence des choſes
trop humectantes & relâchantes ,
comme l'uſage exceſſif de l'eau , de
l'huile , & d'autres matiéres graſſes &
onctueuſes ; les haricots , les lentilles,
les fruits qui n'ont pas le dernier degré de maturité ; en un mot les ali-
mens venteux & de difficile digeſtion,
les liqueurs qui ont les mêmes qualités , tel que le cidre & la bierre,
font toutes choſes pernicieuſes aux
Herniſtes. Par l'énumération des choſes contraires , il eſt aiſé de juger de
celles qui font utiles. On préférera
parmi les légumes les panais, les ar-
tichaux, les cerciſix , les aſperges,&c.
A l'égard des viandes , celles qui
font noires , telles que la venaiſon
l'emportent par leur ſalubrité ſur
toutes. J'avertis les Lecteurs que je
parle à des Herniſtes , qui n'ont
nulle autre indiſpoſition que leur
Deſcente : car alors je les renvoie
aux Miniſtres de leur ſanté qui ré-
gleront avec ſageſſe la conduite qu'ils
doivent tenir à cet égard. Une ob-
ſervation qui peut s'étendre à tous
les cas , c'eſt de ne jamais ſe ſur-

charger l'eftomac, & de fortir de ta-
ble avec de l'appétit. En effet pour
peu que les malades veulent y réfléchir , ils feront effrayés de tout
excès; car ils n'ont pas éprouvé une
feule digeftion laborieufe qu'ils n'ayent
été fuffoqués par les vents & tour-
mentés par les coliques. N'eft-ce pas
expier par le plus amer repentir le
plaifir de leur intempérance ?

Ce n'eft pas à quoi fe bornent tous
les foins des Herniftes ; ils doivent
fçavoir que de l'éloignement des caufes dépend auffi celui des effets.
Comme la vie trop fédentaire eft nui-
fible , en jettant les fibres dans un
état d'inertie & de langueur , il fuit
naturellement que l'exercice modéré
eft falutaire. L'occupation, la prome-
nade rendent les digeftions faciles &
& la tranfpiration plus abondante : elles entretiennent dans tous les vifcéres une agitation douce & bienfai-
fante , & dans les membres une fou-
pleffe amie de la fanté. C'eft à cet
égard que la modération eft une ver-
tu ; car les excès en tout genre mi-
nent le corps & arrêtent les perfon-

nes qui s'y livrent au milieu de leur carriére Si l'on en voit quelques-unes parvenir à un âge très-avancé, ce font de ces exemples rares fur lefquels il ne faut pas compter. A trop confidérer le fond d'un précipice on s'étourdit & l'on y tombe. Auffi eft-il ordinaire à ces heureux intempérans de faire autant de victimes que d'imitateurs.

EXAMEN DES BANDAGES.

L'Art qui fait rentrer les parties échapées dans leur fituation naturelle, feroit imparfait, s'il n'avoit trouvé le moyen de les y maintenir avec exactitude : ces moyens font connus fous le nom de brayers ou bandages. Ces inftrumens demandent une forme & des modifications relatives à l'efpéce d'indifpofition, à la forme du corps & à mille autres acceffoires que l'Artifte intelligent fçait obferver. Les Defcentes de l'aine, par exemple, qui font de toutes les efpéces de Hernies les plus journaliéres, font auffi celles qui ont le plus exercé le génie & la ſagacité des gens de l'art. Auſſi point de Deſcentes pour leſquelles on ait plus varié & plus multiplié le bandage & les autres ſecours curatoires, que pour celle - ci. Ce qui a concouru à faire naître cette abondance, c'eſt la multiplicité des cas particuliers, & l'émulation des Artiſtes qui ont cherché à l'envi à ſe ſurpaſſer par l'invention ou la perfection de ces machines. Après tant de recherches, eſt-on parvenu à trouver un bandage qui rempliſſe parfaitement dans tous les cas les indications? Eſt-il enfin une de ces machines connues, qui mérite une préférence conſtante? Rien de tout cela, & je crois même qu'il ne faut pas l'attendre. A quoi donc, dira-t-on, ſe réduiſent les avantages brillans de cette émulation & de ce zéle enthouſiaſte? La montagne en travail enfante une ſouris. Cette erreur ſeroit auſſi dangereuſe de la part des malades, que la premiére annonce de folie dans les Herniaires. C'eſt dans la multiplicité de ces bandages que gît la vraie perfection & les richeſſes de l'art. J'oſe avancer, fans craindre d'être démenti, qu'il n'y a pas un feul des bandages connus jufqu'ici pour l'aine, fi parfait qu'on le fuppofe, qui rempliffe indif-tinctement & dans tous les cas les vœux du malade & les vuës du Chi-rurgien. L'Art confifte donc non-feu-lement à fçavoir donner à chacun fa perfection, mais encore à difcer-ner avec fagacité celui qui convient le mieux dans le cas qui fe préfente. Je ne veux pas dire par là qu'entre ces bandages, il n'en eft pas qui mé-rite quelques diftinctions, & qui ne puiffe fatisfaire à bien des indications; mais il y a toujours des exceptions nombreufes pour ceux même que l'on préconife avec le plus d'enthoufiafme, & que l'avidité ou l'ignorance de quel-ques Artiftes veulent rendre propre à tous les cas. Il fembleroit, à les entendre, que munis des bandages qu'ils ont adoptés, ils doivent furmon-ter toutes les difficultés ; mais qu'il s'en faut bien qu'il en foit ainfi ! Qu'ils trouvent bien à rabbattre de la va-nité de ces prétentions? L'expérience m'a appris & m'apprend tous les jours que cet enthoufiafme èft chez eux l'effet d'un opiniâtre aveuglément. Je ne crains pas de lui donner ce nom, car on ne fçauroit fe diffimuler, qu'en partant de ce faux principe, fi l'on remporte quelques victoires, ou effuie auffi bien des défaites. Éft-ce l'infufifance de l'Art? Non, j'ofe l'affurer, c'eft fouvent celle de l'Artifte. Paffons en revuë les bandages les plus ufités, & voyons s'il en eft quelqu'un qui mérite à tous égards & fans reftriction le fuffrage des habiles gens. Je ne me propofe pas ici de donner une defcription exacte de tous les bandages, cet objet me meneroit trop loin, & je ne veux pas faire un volume : au refte j'ai déja traité ce point avec affez d'étenduë dans la feconde Edition de mon Traité intitulé, *Méthode de guérir les Hernies*. Je me bornerai donc à faire connoître ces machines par l'expofition fommaire des caractéres qui les diftinguent ; & de là je pafferai à l'examen de leur conftruction & à celui de leurs effets.

Le bandage de l'aine a trois parties, fon corps & fes deux extrémités.

tés. Le corps eſt , à proprement parler, la pelotte du bandage ; l'extrémité
antérieure qui ſe termine à cette pelotte, s'appelle le col : l'extrémité poſ-
térieure & qui ſert d'attache à la courroie, ſe nomme la queue ; la ceinture eſt bornée par ces deux extrémités , ou plutôt c'eſt l'eſpace qui ſe
trouve entre la plaque & la queue.
La matiére de ces bandages varie à
l'infini ainſi que la forme : les uns
ſont compoſés d'un mêlange exact de
fer & d'acier. Quand ce mêlange eſt
battu à froid , il perd aiſément ſon
élaſticité ; s'il a plus de ſoupleſſe dans
le commencement , elle n'eſt pas de
longue durée : c'eſt pourquoi on a
preſque unanimement rejetté cette
matiére pour s'en tenir au même mêlange qui a ſubi l'épreuve du feu. Le
bandage roide eſt le plus en uſage
avec le bandage élaſtique. Le premier convient généralement mieux
dans les groſſes Deſcentes aux habi-
tans de la campagne, & à toutes les
perſonnes expoſées à des exercices
violens. Les avantages du bandage
élaſtique ſont univerſellement recon-

B

nus de tous les Artistes & de tous les malades qui en ont fait l'expérience; mais il veut être placé avec intelligence. Par exemple, les personnes qui menent une vie molle & fédentaire, celles qui n'ont que des exercices doux & faciles, rencontrent dans fon ufage une aifance & une fûreté qu'elles attendroient en vain du bandage roide. Il ne faut pas diffimuler qu'il eft plus expofé à fe caffer dans certains mouvemens, foit parce que la trempe s'en trouve trop féche, ou parce qu'il fe trouve porté au delà de fon reffort dans certaines attitudes: auffi pour fe mettre à l'abri de cet inconvénient, il eft bon d'en avoir deux, la précaution eft toujours fage; car en fuppofant que l'on puiffe les conferver dans leur intégrité, on eft à même fi la couverture du bandage fe falit, d'en fubftituer une autre. Je ne fais pas difficulté de blâmer, pour le jour, certains bandages de nuit, qui n'ont qu'une ceinture molle, fléxible & fans reffort. Ces bandages n'ont qu'une compreffion momentanée, & cédent aifément à la toux, à l'éter-

nument & aux plus légers efforts;
fur-tout lorfque les malades font affis
fur des fiéges bas ; mais lorfque l'on
eft couché , les parties le plus fouvent
rentrent d'elles-mêmes , & n'ont be-
foin que d'un contentif léger pour parer les accidens dont nous venons de
parler ; c'eft dans ce cas qu'ils font feulement indiqués , car dans toutes les
les autres pofitions du corps ils de-
viennent infuffifans. Je conclus qu'il
faut fe familiarifer , autant qu'il eft
poffible , avec l'ufage du bandage du
jour , quel qu'il foit , quand on ne veut
pas s'expofer à rendre la defcente
difficile à être retenue ; ce qui devient même quelquefois impoffible.
Car il eft auffi pernicieux de porter
un mauvais bandage que de n'en point
porter du tout ; & d'ailleurs un Her-
nifte , qui n'en porte point , a fans
ceffe un pied dans le précipice ; &
il n'y a point d'exagération à dire
qu'il eft entre la mort & la vie. Mon
deffein n'eft point de donner aux malades de vaines terreurs. Je n'avance
rien dont l'expérience ne nous fournif-
fe tous les jours la preuve , fou-

vent malgré les avertissemens empres-
sés de leurs amis & les avis éclairés
des gens de l'Art.

Il y a des bandages particuliers
pour les personnes qui ont une Hernie dans chaque aine. On en a com-
posé de plusieurs espéces. Les uns présentent deux pelottes sur l'extrémité
du cercle : on a été plus loin ; on a même
trouvé le moyen de reculer ou d'avancer
ces pelottes à volonté. Vraisemblable-
ment les Auteurs de cette invention n'ont
pas prétendu les rendre plus utiles aux
personnes qui sont à portée des Chirurgiens Herniaires. On n'en apperçoit guères l'avantage que pour
les magasins des Hôpitaux. Une invention toute simple & nouvelle, c'est
le bandage à deux corps. Ce n'est autre chose que deux bandages qui se
réunissent par devant par une boucle
ainsi que par derriére, de maniére
qu'il est possible de graduer la pres-
sion tant & si peu qu'on le desire.
Ce bandage convient fort aux personnes maigres qui ont les reins creux,
& toutes les fois qu'il y aura une
grande résistance à vaincre, parce

qu'on peut en rendre l'application fûre , & la compreſſion exacte. Quant aux bandages ſimples qu'on appelle bandages briſés , & qu'on a loués pour la commodité du tranſport ; il ne mériteroient pas que nous nous y arrêtaſſions , s'il ne ſe rencontroit encore des perſonnes prévenues en leur faveur. Le mouvement des reſſorts expoſe la pelotte à de fréquentes variations qui ne ſont déja que trop fréquentes ſans cela. Le ſeul avantage qui en réſulte pour le tranſport eſt bien frivole , ſous quelqu'aſpect qu'on le conſidére. L'utilité qu'on retire de cette complication ne vaut aſſûrément pas les frais du travail. C'eſt ce qui a fait dire à un grand Maître que *cette invention n'étoit accréditée que par la cupidité des ignorans.*

Il y a un autre bandage auſſi compoſé , c'eſt le bandage à vis de l'aine que tous les gens de l'Art connoiſſent , & que la plûpart ont proſcrit , & avec raiſon. En effet tandis que la vis donne inférieurement une compreſſion plus marquée à la pelotte , elle lui fait faire la baſcule,

& par ce moyen elle s'éloigne fupé-
rieurement au point de laiffer écha-
per les parties. Ce bandage, s'il avoit
du fuccès, pourroit être fort recom-
mandable pour les perfonnes qui
ne peuvent fupporter l'ufage des fous-
cuiffes. J'ai travaillé à corriger ces
défauts, mais je n'ai pu réuffir, qu'en
changeant en grande partie le méchanifme : c'eft ce qu'on pourra voir
d'une maniére affez détaillée dans la
feconde édition de mon Traité. Au
refte qu'importe aux malades comment on contient leurs Hernies, pourvu
que le moyen dont on fe fert foit
fûr & fidéle ?

De Blegny avoit inventé un bandage pour le même objet qui pa-
roît tomber dans l'oubli : cependant
il m'a réuffi dans quelques circonftances. Ce bandage confifte en
deux plaques, plus ou moins éloignées par l'effet d'un reffort élafti-
que placé entre elles ; la ceinture
eft la même qu'aux autres bandages.
Il réfulte de l'action de ce reffort,
plus ou moins confidérable felon les
vuës de l'Artifte, que l'on peut fup-

primer les fous-cuiffes ; parce que la plaque avance ou recule dans les différentes attitudes. Il faut cependant avouer qu'il eft des cas où l'on ne peut s'en pâffer.

Une perfonne qui boîtoit des deux côtés, avoit cherché en vain du fecours chez plufieurs de mes Confréres très-verfés dans la partie des Hernies. Ennuyée des tentatives fréquentes & répétées de quelques-uns d'entre eux , elle m'appella. Mes premiers effais, je l'avouerai , furent auffi infructueux que l'avoient été ceux des autres. Rebuté moi-même de ces difficultés , je tentai un dernier effort qui me procura un fuccès complet. Je plaçai entre deux plaques un reffort parfaitement femblable à celui des montres : je recouvris cette pelotte armée de fa ceinture ordinaire comme les autres bandages. De ce reffort partoient deux boyaux de chat garnis & recouvers de chamois qui venoient fe fixer par un crochet à la courroie par le méchanifme de ce reffort : les hanches avoient beau s'élever ou s'abaiffer pendant la mar-

B iv

che, la ceinture ne préfentoit que la même étenduë, & la pelotte confervoit toujours fon point fixe & invariable fur l'ouverture.

Ce bandage m'a réuffi dans plufieurs autres cas avec des modifications différentes.

On fe tromperoit groffiérement fi l'on croyoit, avec la connoiffance des bandages dont nous venons de donner une defcription abbrégée, pouvoir remplir toutes les indications, & faire face à toutes les circonftances. L'art feroit fouvent en défaut, s'il ne fçavoit, pour ainfi parler, fe multiplier fans ceffe, & oppofer une digue favorable aux Hernies les plus opiniâtres & les plus rebelles. C'eft dans ce fens que M. Arnaud a dit que *les refforts devoient être dans le génie du Chirurgien plus que dans les bandages.*

Les Hernies de l'ombilic ne préfentent pas moins de difficultés que celles de l'aîne dans les moyens contentifs que l'on emploie. Chaque Artifte a pour l'ordinaire un bandage particulier qu'il adopte ; & à l'om-

bre de quelques fuccès, il fe fait
une affaire de dénigrer les autres.
Aveugles opiniâtres que l'expérience
ne fçauroit éclairer, ils rejettent des
bandages excellens, fans examiner
que c'eft bien plus leur exécution
qu'il faut accufer que le méchanifme.
Plufieurs bandages pour l'exomphale
font dans ce cas. Expofons en ab-
brégé quelques-unes de ces machines. Le bandage fimple eft formé
d'une ceinture molle doublée d'une
bande de fin drap ; elle doit être
garnie de coton ou de laine, & re-
couverte de chamois. La plaque d'une
grandeur & d'une forme relative à la
nature de la maladie fera d'acier &
garnie comme la ceinture, qui vien-
dra fe fixer à plufieurs crochets rivés
fur cette plaque.

Il y a des Chirurgiens Herniaires qui préférent ce bandage à tous
les autres. La pratique m'a appris
qu'il y avoit bien des reftrictions à
faire à cet égard. Les conformations
du ventre font-elles les mêmes dans
tous les fujets ? La force des mufcles eft-elle toujours la même ? Les

dispositions naturelles ou morbifiques ne doivent-elles être d'aucune considération ? Comprimera-t-on le ventre d'une femme grosse comme celui d'un homme sain & vigoureux ? Non sans doute. Ces considérations doivent donc entrer pour quelque chose dans les moyens qu'on employera pour contenir une Hernie qui se manifestera dans ces différens états. M Suret présenta à l'Académie de Chirurgie une machine excellente, & qui remplit en de bonnes mains toutes ces indications. Cette machine qui opére des merveilles quand elle est bien exécutée, & que peu de machines peuvent remplacer, a cependant de nos jours trouvé des adversaires : mais étoit-ce bien au méchanisme qu'ils devoient s'en prendre du peu de succès qu'ils ont obtenu ? N'étoit-ce pas plutôt à l'exécution ? C'est ce que m'a fait connoître l'examen de leurs machines, & le succès constant des miennes exécutées sur le même modéle. Quelque degré de force de plus ou de moins dans le ressort,

faifoit fouvent tout le fortilége ; d'autres fois c'étoit la forme de la plaque , quelquefois la difpofition des
ceintures. Avec ces légers change-
mens j'ai fouvent réuffi où d'autres
avoient échoué. Il y a une autre invention qui entre à peu près dans les
mêmes vuës, & qui tend à fatisfaire
aux mêmes indications. C'eft un bandage dont la plaque porte un reffort afpiral : de la maniére qu'on
le décrit , il peut fe prêter aux
différens mouvemens des mufcles du
bas-ventre ; mais il lui refte un
défaut réel , c'eft que l'extrémité
du reffort s'introduifant dans la
cavité de la defcente , peut aug-
menter les caufes de la Hernie ,
au lieu de les diminuer ; mais la
correction de ce défaut n'a rien de
difficile. Pour parer à ce dernier inconvénient , il ne s'agit que de pla-
cer ce reffort entre deux plaquets ;
par ce moyen on la contient exactement , & l'on a la fatisfaction
d'avoir un bandage fûr, dont le méchanifme fe prête avec facilité aux
différens mouvemens de l'épigaftre.

Plufieurs malades, pour lefquels je l'ai exécuté, m'en ont marqué la plus grande fatisfaction. Quelques - uns y ont trouvé un foulagement fenfible, & d'autres leur guérifon radicale.

On a encore imaginé à peu près fur le même méchanifme un bandage compofé de plufieurs fpirales. Il diffère du précédent en ce que ces refforts varient au gré du malade, qui par ce moyen rend la compreffion plus marquée dans certains endroits que dans d'autres, relativement aux différens mouvemens qu'il eft à même de faire. Je ne vois pas de merveilles dans l'invention de ce bandage. En fuppofant que ce ne foit qu'une perfection du précédent, je n'apperçois pas trop à quoi elle fe réduit. Tout bandage dont l'effet n'eft pas fûr & conftant dans les différens exercices, ne procurera jamais les véritables avantages que l'on a droit d'en attendre. De plus, il ne faudroit au malade d'autre occupation que celle de promener ce reffort dans toute l'étenduë de fa plaque. N'eft-il pas assez triste de porter une pareille maladie sans être tourmenté par la crainte de la voir franchir le bandage, & par le souvenir importun de son infirmité? Il faut, autant qu'il est possible, que le bandage soit assez bien fait pour mettre le malade à l'abri des inquiétudes, & pour lui faire oublier, s'il est possible, son état. Donner à un malade une machine qui exige autant de sujettion, c'est lui donner un reméde pire que le mal même; procurer l'aisance & la sûreté, c'est tout l'objet du Chirurgien Herniaire, & la plus raisonnable attente du malade.

On voit que la multiplicité des bandages est nécessaire : mais cette richesse de l'art n'est pas pour le commun des Chirurgiens Herniaires. Il faut combiner avec intelligence les moyens qu'on emploie avec les accidens que l'on a à combattre, sans quoi les plus sûrs & les plus approuvés manqueroient leur effet, tantôt parce qu'on n'aura pas sçu faire un choix raisonné, & tantôt parce qu'après le choix le plus éclairé, la machine manquera dans l'exécution.

Il eſt encore d'autres maladies, qui, pour ne pas appartenir à la claſſe des Hernies, & n'être pas ſoumiſes à la même méthode curative, n'en demandent pas moins la main du Chirurgien Herniaire. Toutes les branches de la Chirurgie ſe touchent, ou plutôt ſont ſi étroitement liées enſemble, qu'il n'eſt pas poſſible de les ſéparer entiérement. L'incontinence d'urine eſt une de ces maladies pour leſquelles la Chirurgie Herniaire offre des ſecours, ſoit qu'on veuille la guérir radicalement ou palliativement. Je n'entrerai point dans le détail de cette maladie. Ce ſeroit m'écarter de mon objet. On peut conſulter les ſçavans Ouvrages qui ont traité de ces matiéres. Je n'ai d'autre but que de mettre le public à portée de juger du mérite de ces machines, & de lui faire part de celles dont l'expérience la plus réfléchie m'a fait connoître la ſûreté.

On comprend affez que l'incontinence d'urine eft cette maladie dans laquelles on rend fon urine involontairement, foit que cela dépende du relâchement du fphincter ou de la paralyfie de la veffie, ou de toute autre caufe.

L'art ne guérit pas toujours cette maladie ; & lors même qu'elle eft curable, elle demande une longue fuite de remédes, pendant l'ufage defquels les malades feroient fort incommodés de refter dans des attitudes fort gênantes, ou de fe voir par la nature de leurs infirmités éxilés de la fociété, à charge à eux-mêmes, & infupportables aux autres, fi nos fecours ne les mettoient à même de parer tous ces inconvéniens.

Il y a plufieurs machines compreffives deftinées à contenir cette humeur excrémentielle dans fes juftes bornes. On connoît le contentif compofé de deux piéces prefque parallèles en longueur, articulées par une de leurs extrémités par charniére, & portant à l'autre une forte de cremaillére, au moyen de laquelle ces piéces s'engrainent & permettent de relâcher ou de comprimer par gradation le canal de l'urètre.

Il en eſt une autre eſpéce faite à l'imitation du Tourniquet de M. Petit, célèbre Chirurgien de Paris, c'eſt-à-dire, qu'elle comprime auſſi par degrés, au moyen d'une vis. Sans décrire ce contentif dans tous ſes points, il eſt aſſez connu pour qu'il ne ſoit pas néceſſaire de nous y étendre davantage. Nous avertirons ſeulement en paſſant, que c'eſt un des meilleurs conſtricteurs de l'urètre que nous ayons ; & les perfections que nous lui avons données, en rendent l'uſage plus facile. Nous nous ſommes ſur-tout attachés à rendre cette machine fort légere, la peſanteur étant un des plus grands inconvéniens qu'on lui connoiſſe, & à toutes celles de ce genre. Il faut convenir cependant qu'il y a des perſonnes en qui la ſenſibilité & la délicateſſe eſt ſi grande, qu'ils ne peuvent pas en faire uſage.

Il y a encore l'urinal portatif:

l'élasticité & la souplesse de la matiére qui le compose, le rendra d'un
transport facile & des plus commo-
des.

On sçait qu'il se resserre par sa partie supérieure comme une bourse qui
s'adapte exactement à la partie où
il peut être attaché, & à une
ceinture placée autour du corps.
Les malades le peuvent garder, sor-
tir, vaquer à leurs affaires, & paroî-
tre dans les compagnies sans que l'on
s'en apperçoive, pourvu qu'on ait
soin de se laver souvent & de le tenir très-propre.

Il y a aussi l'urinal de cuir bouilli
que l'on préfere pour la nuit. Cette
machine a eu jusqu'à présent de très-
grands défauts. Les sollicitations réi-
térées de plusieurs malades tour-
mentés par la sortie continuelle de
leurs urines, m'ont déterminé à y
faire des corrections. Je ne dissimu-
lerai pas que mes premiéres tentatives furent infructueuses ; mais cependant après plusieurs corrections je suis
parvenu à la fin de le rendre propre,
tant pour la nuit que pour le jour.

La grande compofition de cette machine, & le nombre infini de refforts
& de charniéres qui la compofent,
m'empêchent de la décrire à préfent,
efpérant la fimplifier un jour. Au refte
il remplit en attendant toutes les indications que préfente la maladie, &
la remplit d'autant mieux que les malades paroiffent en compagnie fans
être mouillés, ni que l'on s'apperçoive
de leur état. Il m'a même fourni des
idées neuves pour en compofer un
pour les femmes qui font attaquées
de cette maladie, lequel m'a parfaitement réuffi.

F I N.

lui femblera , & de le faire vendre & débiter par tout notre Royaume pendant le temps de trois années confécutives , à compter du jour de la date des Préfentes. Faifons défenfes à tous Imprimeurs, Libraires , & autres perfonnes, de quelque qualité & condition qu'elles foient , d'en introduire d'impreffion étrangére dans aucun lieu de notre obéiffance. A la charge que ces Préfentes feront enregiftrées tout au long fur le Regiftre de la Communauté des Imprimeurs & Libraires de Paris, dans trois mois de la date d'icelles ; que l'impreffion dudit Ouvrage fera faite dans notre Royaume , & non ailleurs, en bon papier & beaux caractéres , conformément aux Réglemens de la Librairie , & notamment à celui du 10 Avril 1725 , à peine de dechéance de la préfente Permiffion ; qu'avant de l'expofer en vente, le manufcrit qui aura fervi de copie à l'impreffion dudit Ouvrage , fera remis dans le même état où l'approbation y aura été donnée , ès mains de notre très-cher & féal Chevalier Chancelier de France le fieur de Lamoignon , & qu'il en fera enfuite remis deux Exemplaires dans notre Bibliothéque publique , un dans celle de notre Château du Louvre, un dans celle dudit fieur de Lamoignon, & un dans celle de notre très-cher & féal Chevalier Vice-Chancelier & Garde des Sceaux de France le fieur de Maupeou ; le tout à peine de nullité des Préfentes : du contenu defquelles vous mandons & enjoignons de faire jouir ledit Expofant & fes ayans caufes, pleinement & paifiblement,

fans fouffrir qu'il lui foit fait aucun trouble
ou empêchement. Voulons que la copie des
Préfentes , qui fera imprimée tout au long
au commencement ou à la fin dudit Ouvrage , foi foit ajoutée comme à l'original.
Commandons au premier notre Huiffier ou
Sergent fur ce requis de faire pour l'exécution
d'icelles tous actes requis & néceffaires , fans
demander autre permiffion , & nonobftant
Clameur de Haro , Charte Normande , &
Lettres à ce contraires : CAR tel eft notre
plaifir. DONNE' à Verfailles le 15 jour du
mois de Juin l'an de grace 1768 , & de notre
Regne le cinquante-troifiéme. Par le Roi en
fon Confeil. *Signé* , LE BEGUE.

*Regiftré fur le Regiftre XVII. de la Cham-
bre Royale & Syndicale des Libraires & Imprimeurs de Paris , N. 141. fol. 459. conformément au Réglement de 1723 , qui fait défenfes art. 41. à toutes perfonnes , de quelque
qualité & condition qu'elles foient , autres que
les Libraires & Imprimeurs , de vendre , débiter , faire afficher aucuns Livres pour les
vendre en leurs noms , foit qu'ils s'en difent
les Auteurs ou autrement ; & à la charge
de fournir à la fufdite Chambre neuf exemplaires prefcrits par l'art. 108. du même Re-
glement. A Paris ce 27 Juin 1768.*
Signé , BRIASSON, Syndic.

DESCRIPTION

D'UN
NOUVEAU BANDAGE

PROPRE AUX DESCENTES,

Accompagnée de réfléxions intéreſſantes ſur ceux qui ſont déja connus, d'avis ſalutaires aux perſonnes attaquées de ces maladies, & d'une nouvelle machine propre à retenir les urines.

Par M. DELAGENEVRIERE, anc. Chirurgien à l'Hôtel-Dieu de Paris, reçu au Collége de Chirurgie, expert pour les Deſcentes, rue & Parvis Notre-Dame.

Ce Bandage nouveau ne gêne en aucune maniére ceux qui le portent, prête à tous les mouvemens du corps, malgré ſa ſoupleſſe retient les Deſcentes les plus difficiles ſans être ſujet à ſe caſſer, & convient également à l'un & à l'autre ſexe. Il ſe trouve chez l'Auteur.

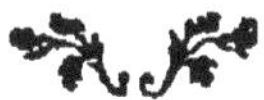

A PARIS,

De l'Imprimerie de CL. HERISSANT, rue Neuve Notre-Dame.

M. DCC. LXVIII.

Avec Approbation & Privilége du Roi.